LA SYPHILIS

DÉBARRASSÉE DE SES DANGERS

PAR LA

MÉDECINE HOMŒOPATIQUE

AVIS IMPORTANT POUR LES FEMMES

Et considérations nouvelles sur la Gale, les Scrofules, les Dartres et autres affections de la peau

PAR

le Docteur Achille HOFFMANN

DE LA FACULTÉ DE MÉDECINE DE PARIS

« Le silence devient un crime quand il compromet la vie de nos semblables. »

PARIS

CHEZ J.-B. BAILLIÈRE, RUE HAUTEFEUILLE, 19

ET CHEZ

TOUS LES LIBRAIRES DE NOUVEAUTÉS

1877

OUVRAGES

DU

Docteur Achille HOFFMANN

DE PARIS

L'Homœopathie exposée aux gens du monde.	1 25
Conseils nouveaux aux jeunes femmes	1 »
Guérison de la Phthisie.................	» 50
Traitement préservatif et curatif du choléra.	» 25

Chez **BAILLIÈRE et FILS**, Libraires

19, rue Hautefeuille, à PARIS.

LA SYPHILIS

DÉBARRASSÉE DE SES DANGERS

PAR LA

MÉDECINE HOMŒOPATHIQUE

OUVRAGES

DU

Docteur Achille HOFFMANN

DE PARIS

L'Homœopathie exposée aux gens du monde. 1 25

Conseils nouveaux aux jeunes femmes ...... 1 »

Guérison de la Phthisie................ » 50

Traitement préservatif et curatif du choléra. » 25

Chez **BAILLIÈRE et FILS**, Libraires

19, rue Hautefeuille, à PARIS.

LA SYPHILIS

DÉBARRASSÉE DE SES DANGERS

PAR LA

MÉDECINE HOMŒOPATHIQUE

TABLE DES MATIÈRES

Paris. — Imp. Badoureau, Ponsot et Cie Srs, 17, rue Bouchardon.

LA SYPHILIS

DÉBARRASSÉE DE SES DANGERS

PAR LA

MÉDECINE HOMŒOPATIQUE

AVIS IMPORTANT POUR LES FEMMES

Et considérations nouvelles sur la Gale, les Scrofules, les Dartres et autres affections de la peau

PAR

le Docteur Achille HOFFMANN

DE LA FACULTÉ DE MÉDECINE DE PARIS

« Le silence devient un crime quand il compromet la vie de nos semblables. »

PARIS

CHEZ J.-B. BAILLIÈRE, RUE HAUTEFEUILLE, 19

ET CHEZ

TOUS LES LIBRAIRES DE NOUVEAUTÉS

1877

PRÉFACE

Qu'ils soient atteints de la syphilis ou non, tous ceux qui liront cette brochure en tireront un grand avantage.

On ne la trouvera pas sur la table de mon salon à côté des divers écrits que j'ai publiés sur l'homœpathie, parce qu'une jeune fille ne doit point l'y rencontrer, mais je n'hésite pas à déclarer que toute femme mariée peut en prendre connaissance, je dirai même, qu'elle doit la lire très-attentivement.

Reçu docteur à vingt-deux ans, après des études consciencieuses, je n'ai jamais admis comme des réalités les théories plus ou moins brillantes de nos professeurs. Dès ma thèse inaugurale, je combattais les doctrines pernicieuses de Broussais, et, pendant six années que j'exerçais la médecine ordinaire, guidé par un éclectisme raisonné, je pris de chaque système ce qui me semblait le meilleur.

J'avais fait une étude particulière des maladies vénériennes : je connaissais parfaitement la marche des virus dans l'économie, et je me serais gardé, comme d'une mauvaise action, d'employer aucun agent répercussif dans les symptômes primitifs de cette affection.

Enfin, toujours poussé par le besoin d'arriver à la vérité, je consacrai mes veilles à l'homœpathie, et je reconnus, à la certitude de ses effets curatifs, qu'elle constitue réellement l'art de guérir.

En 1833, voulant que l'humanité souffrante profitât le plus promptement possible de cette précieuse découverte d'Hahnemann, j'entrepris seul à Paris la propagande homœopathique; et comme il était important que mes brochures, adressées aux gens du monde, pussent être mises sans inconvénients dans toutes les mains, il ne fallait pas que quelques mots techniques en rendissent la lecture impossible aux femmes et aux jeunes filles qui, si souvent, ont besoin de nos soins et répandent l'homœopathie avec toute l'effusion de cœurs reconnaissants. Aujourd'hui que quarante années de succès dans Paris ont acquis à cette doctrine de nombreux partisans, je crois de mon devoir de traiter un nouveau sujet de la plus haute importance : je veux parler de la syphilis. Trop longtemps cette maladie a été la terreur de l'humanité et l'écueil de la médecine ; il faut qu'on la juge ce qu'elle est ; c'est-à-dire aussi facile à guérir pour nous que beaucoup d'autres affections. Bientôt, j'espère, tous les jeunes gens auront la conviction de ce que nous pouvons faire ; alors cessera d'apparaître, chez ceux qui seront atteints de la syphilis, le hideux cortége des maladies chroniques, et l'on ne verra plus ces générations scrofuleuses qui accusent l'insuffisance et les dangers de la médication actuelle ; alors aussi, j'aurai atteint le but auquel n'ont cessé de tendre mes infatigables efforts.

QUELQUES RENSEIGNEMENTS

SUR

LA SYPHILIS

Je ne m'étendrai pas sur l'origine plus ou moins incertaine de cette maladie, que les uns font remonter au temps des croisades, les autres à la conquête du Mexique par les Espagnols; tandis que des médecins fort érudits attribuent son développement à la dégénérescence de plusieurs autres affections, et affirment, sans en faire grâce aux siècles les plus reculés, que la vérole existait du temps de Moïse. Ce sujet a été traité, avec les plus grands détails, dans plusieurs ouvrages sur les maladies vénériennes, tout le monde peut les consulter. Mais, quelle que soit la cause originelle de la syphilis et l'époque de son apparition en Europe, il est hors de doute que cette affection, éminemment contagieuse, continue d'y sévir pour le malheur de l'humanité.

Les anciens auteurs qui ont écrit sur la syphilis en font un tableau effrayant. Les progrès du mal marchaient avec une telle rapidité, que les remèdes les plus énergiques ne pouvaient les arrêter.

De nos jours, les symptômes d'invasion présentent beaucoup moins de gravité; mais cette maladie a gagné en fréquence ce qu'elle a perdu en intensité.

Les médecins, depuis des siècles, emploient contre la vérole une substance puissante que le hasard mit aux mains d'un moine : c'est le *mercure*, incontestable modificateur du chancre. Les sommités médicales sont heureuses d'y avoir recours, mais elles ne savent pas s'en servir. Aussi la syphilis, rarement guérie par elles, n'est-elle le plus souvent qu'atténuée au moyen de ce précieux spécifique, dont on fait chaque jour un déplorable abus. Alors, sous l'influence d'un excès de mercure qui empoisonne l'économie, surviennent des symptômes propres au médicament, et que l'on confond avec ceux du virus même. Comment se fait-il que ce soient précisément ceux qui devraient se tenir au courant des progrès de la science, à cause de la spécialité de leur pratique (la syphilis), qui se complaisent aveuglement dans les ornières de la routine ? Tout homme de l'art qui a réfléchi sur les effets du mercure, tant sur le vice vénérien que sur l'économie animale, y trouve la preuve saisissante de la vérité homœopathique. Vainement Hahnemann, notre illustre maître, le plus grand génie médical qui ait paru, leur crie avec l'autorité de l'expérience : « Médecins de l'ancienne Ecole, vous donnez des doses qui sont des millions de fois trop fortes ; un atôme de mercure suffit pour guérir le chancre, sans aucune crainte de récidive. Rappelez-vous la loi homœpathique : *Le mercure ne guérit la plupart des symptômes de vérole récente ou constitutionnelle, que parce qu'il est susceptible de développer des symptômes en tout semblables chez l'individu sain qui s'en administre une certaine quantité*. Ouvrez donc enfin les yeux à la lumière ? Pensez à la vaccine ! Combien faut-il de virus vaccin pour préserver de la petite vérole ? Une seule gouttelette suffit pour des milliers d'enfants. Si vous suivez la méthode dont je gratifie l'humanité, je fais de vous des sauveurs, et vous ne ferez plus de victimes. ! »

Les homœpathes ne sont point restés sourds à la voix de ce grand médecin ; ils ont étudié consciencieusement les œuvres qu'il a transmises, et dans la matière médicale homœopathique ils trouvent des remèdes assurés pour combattre spécifiquement les variétés de la vérole, quelles qu'elles soient ; et comme les doses qu'ils administrent sont extrêmement faibles, jamais elles ne donnent lieu aux symptômes graves que développent le *mercure* et l'*iodure de potassium* entre les mains des médecins ordinaires.

Le temps n'est pas éloigné où l'évidence des

faits forcera tous les médecins à pratiquer l'homœopathie, s'ils ne veulent être abandonnés par les malades lassés de leurs insuccès.

DANGERS DES MÉTHODES RÉPERCUSSIVES

M. Ricord a, sur la syphilis, des idées qui lui sont propres, et comme son titre de chirurgien en chef de l'hospice des vénériens, donne à ses opinions médicales un très-grand poids, il est de mon devoir d'en signaler les dangers.

Les symptômes primitifs de la syphilis, *chancres* et *blennorrhagie* (1), considérés par la plupart des praticiens comme des variétés d'un même virus, sont divisés par lui en *syphilitiques* et en *vénériens: syphilitiques*, pouvant infecter toute l'éconnomie ; *vénériens*, ne laissant à redouter rien de semblable, à moins qu'il ne se trouve un chancre dans l'urètre. Selon ce praticien, on peut très-facilement prévenir les suites funestes de l'infection par la méthode suivante :

Traitement prophylactique de E. Ricord.

« Le traitement de la vérole constitution-« nelle peut se diviser en traitement *prophy-*

(1) Blennorrhagie ou Gonorrhée, vulgairement chaude-pisse.

« *lactique* et en traitement *curatif*. Et d'abord « le traitement prophylactique par excellence « de la vérole constitutionnelle, c'est le traite-« ment abortif (1) du chancre, point de départ « de tous les phénomènes que l'on peut ob-« server plus tard. Détruisez le chancre au « premier, au deuxième, au troisième, au « quatrième ou même au cinquième jour après « le coït infectant, détruisez-le complète-« ment, foncièrement, et vous n'aurez *jamais* « d'accidents constitutionnels. Ce n'est pas là « une vue purement spéculative, c'est le résul-« tat de milliers d'observations, de milliers « d'expériences. »

Ce ton affirmatif a malheureusement entraîné bien des médecins.

M. Ricord emploie aussi le traitement abortif, c'est-à-dire la cautérisation, au début de la blennorrhagie.

Le professeur affectionne particulièrement son traitement prophylactique, et pour engager les malades à se plier à cette nouvelle méthode qu'il déclare sans aucun danger, il recourt aux mêmes arguments dont il se sert auprès des jeunes médecins, ses disciples de l'hospice du Midi. M. Ricord prétend qu'il n'y a que deux modificateurs de la syphilis : le *mercure* et l'*iodure de potassium*. Le mercure, pour combattre le chancre, l'iodure de

(1) Pour empêcher le chancre de se développer.

potassium pour la vérole constitutionnelle.

Dans une de ses leçons sur les doses de mercure à administrer, et la durée du traitement, le chirurgien en chef des vénériens dit que le mercure doit être pris pendant deux, quatre, cinq et même six mois *consécutivement*, qu'il faut le continuer longtemps après la disparition des symptômes et qu'après cette précaution, on ne peut savoir encore si des accidents graves, consécutifs ne se manifesteront pas au bout de dix, de quinze, de vingt et même de trente ans; il cite plusieurs exemples de ces récidives (1).

On lit dans un article intitulé : *Revue hebdomadaire*, une déclaration désespérante de M. Ricord, cet ancre de salut auquel s'attachent avec tant de confiance tous les gens riches qui contractent la vérole : « Il n'est pas « possible, dans l'état actuel de la science, « peut-être ne le sera-t-il jamais, même après « les traitements les plus méthodiques, d'as-« signer une limite après laquelle on puisse « dire à un malade : Vous êtes radicalement

(1) Je crois utile de citer ici l'opinion de M. Vidal (de Cassis), sur l'*iodure de potassium*. Ce médecin est aussi attaché à l'Hospice des vénériens. « Mais si l'*iodure de » potassium* possède une action si puissante contre la » maladie syphilitique, il est loin de mettre à l'abri des » récidives. Rien au contraire n'est plus commun que de » voir reparaître les accidents traités par cet agent, sur» tout les accidents du côté des os, etc. » (*Gazette des Hôpitaux*, page 325, année 1847.)

« guéri, et vous n'aurez plus désormais d'ac-
« cidents syphilitiques, quels qu'ils soient. »

Ce praticien, à spécialité, n'a donc aucune confiance dans ses ressources ? Il ne voit de salut pour ses malades que dans la méthode abortive ou répercussive, alors que l'Académie de médecine tout entière s'élève contre cette déplorable pratique, qui ne peut servir qu'à la propagation de la vérole.

Je vais citer, sur ce sujet, l'opinion de plusieurs des membres les plus éclairés de cette société savante (séance du 1er juin 1847) (1). Les questions suivantes avaient été posées :
« Un chancre primitif peut-il être éteint, dès
« son début, par la cautérisation, de manière
« à rendre inutile tout traitement général ?

« Le chancre est-il primitivement un mal
« local, et combien de temps reste-t-il un mal
« local?

« La blennorrhagie est-elle toujours un
« symptôme syphilitique ? N'est-elle suscep-
« tible de donner lieu à l'infection syphilitique
« que lorsqu'elle est produite par un chancre
« dans l'urètre ?

« Le traitement abortif de la *blennorragie*
« met-il à l'abri des accidents consécutifs ?

« Enfin, est-il une limite appréciable au-delà
« de laquelle, après la brusque cessation d'un

---

(1) Depuis cette page jusqu'à la page 15, je cite textuellement la *Gazette Médicale*.

« symptôme primitif, *chancre* ou *blennorragie*, « on n'ait plus à craindre le développement « de ces accidents consécutifs ? »

Il suffit d'énoncer ces questions pour en faire apprécier toute la portée et toute l'importance, au point de vue pratique, M. Gibert, à qui elles étaient adressées comme à un homme des plus compétents, n'a pas hésité à mettre la *blennorrhagie* et le *chancre* sur la même ligne, comme symptômes susceptibles de donner lieu au développement ultérieur des phénomènes généraux d'infection, non pas après une période limitée, comme on l'a prétendu dans ces derniers temps, mais après dix, quinze, vingt-cinq, trente ans, c'est-à-dire dans un terme illimité, sans que, dans ce long intervalle, il se soit manifesté aucun signe apparent de maladie, et qu'aucune infection nouvelle ait pu donner le change sur la réalité de cette longue incubation.

L'opinion de l'Académie a été unanime sur tous ces points, aussi bien que sur ce qui concerne les méthodes abortives.

De plus, il s'agissait de savoir si l'affection locale précède l'infection générale, où si celle-ci a déjà eu lieu lorsque les premiers symptômes de la maladie se manifestent. Cette question a été posée par M. Bousquet, qui avait devers lui de puissants motifs pour pencher vers la seconde solution (c'est-à-dire que l'infection générale précède l'affection locale). En effet, c'est ainsi que se passent les choses dans la *vaccine* : ici l'effet général précède l'effet local; le virus-vaccin a déjà produit dans l'économie la modification qui lui est spéciale, avant qu'elle se manifeste par l'éruption vaccinale. C'est par des expériences directes et concluantes que M. Bousquet a mis ce fait hors de doute.

D'un autre côté, les faits rapportés par M. Renault ne sont pas moins importants : cet habile expérimentateur, après avoir inoculé *la morve* à des animaux, a cautérisé, détruit, enlevé les lambeaux de téguments sur lesquels l'inoculation avait été pratiquée, d'abord trois jours, puis deux jours, puis vingt-quatre heures, puis douze heures seulement après l'inoculation, et, dans tous les cas, la morve s'est développée, comme s'il n'avait rien fait. Ce sont là des faits d'analogie qui pèsent d'un poids considérable dans la question.

M. le professeur Roux pense que le *chancre* est, sans contredit, le symptôme le plus grave et le plus infectant, mais que la *blennorrhagie* est loin d'avoir l'innocuité que quelques personnes semblent lui reconnaître. « Pour mon « compte, dit-il, je me défierais toujours de la « *disparition* brusque, rapide, de la *blennor-* « *rhagie*, quelque récente qu'elle fût. Si la sy- « philis consécutive est plus rare à la suite de « la *blennorrhagie* qu'à la suite du *chancre*, « elle est, en revanche, beaucoup plus grave « et plus rebelle. Quant au *chancre* que l'on « prétend exister dans l'urètre, ma conviction

« profonde est que c'est là une pure hypothèse, « qu'il n'en existe, en réalité, presque jamais.

« En résumé ma conviction est : qu'il y a « *danger réel* à provoquer la rétrocession ou « la disparition brusque de la blennorragie. »

Cette opinion est aussi celle de M. le professeur Velpeau.

M. Moreau s'exprime en ces termes : « Il « m'est très-souvent arrivé de voir de malheu- « reux jeunes gens qui, se croyant guéris sur « la fois de leurs médecins, après un traitement « antiphlogistique ou une simple cautérisa- « tion abortive, se sont mariés, et ont infecté « leur femme et leurs enfants, bien qu'ils « n'eussent actuellement eux-mêmes aucun « symptôme apparent de vérole. » (*Gazette « médicale de Paris*, page 430, année 1847.)

Ce fut en 1845 que M. Ricord recommanda aux jeunes médecins sa méthode abortive, et qu'il en fit la funeste application à son hôpital et dans sa nombreuse clientèle. Que de victimes n'a-t-elle point faites cette méthode si chaleureusement préconisée devant des jeunes gens sans expérience, qui acceptaient comme des faits incontestables la parole du maître : car c'est seulement deux ans après, que l'Académie de médecine, épouvantée des malheurs qui en étaient le résultat, se décida à signaler la méthode abortive ou prophylactique comme pernicieuse à l'humanité. Maintenant, beaucoup de praticiens ont reconnu les dangers de ce traitement ; mais comme M. Ricord, ainsi que ses disciples, continuent de pratiquer la méthode abortive, je crois de mon devoir de révéler ce que mon expérience m'a appris sur les maladies vénériennes récentes.

DE LA BLENNORRHAGIE

La syphilis, qui se contracte le plus ordinairement par les rapports sexuels avec une personne malsaine, peut aussi se communiquer par le contact d'une partie quelconque naturellement dépourvue ou accidentellement débarrassée d'épiderme. Ainsi un baiser lascif, un doigt souillé de pus et porté à l'œil, sur la lèvre, ou dans le nez ; une simple écorchure par où le virus pénètre, sont autant de causes suffisantes pour innoculer la maladie vénérienne.

Les symptômes sont loin d'être toujours les mêmes, et comme ils exigent aussi des traitements différents, je vais donner une description succincte des principaux, en les rangeant par ordre de fréquence.

L'écoulement vénérien, connu sous le nom de *chaude-pisse, gonorrhée* ou *blennorrhagie*, survient du troisième au quinzième jour après un coït impur : à cette époque, qui varie comme je l'indique, on ressent vers l'extrémité de la verge, puis le long du canal, un léger chatouillement qui peu à peu augmente de force et devient désagréable ; quelques gouttes d'une matière filante et transparente s'échappent de l'orifice de l'urètre ; en peu de jours la cuisson devient vive en urinant, la matière se colore en jaune, puis en vert, et les érections déterminent de vives douleurs. Souvent l'expulsion de l'urine amène du sang. Ces symptômes sont caractéristiques, leur virulence n'est point contestable ; dans cet état, la maladie peut se communiquer par les rapports sexuels, et une goutte du liquide sécrété suffit pour déterminer une ophthalmie vénérienne du plus mauvais caractère si, par inadvertance, on vient à en souiller l'œil.

Cette affection n'est point toujours identique : beaucoup de praticiens ne voient dans la variété de ces symptômes qu'un degré d'intensité plus ou moins grand, tandis que, de fait, elle présente des différences prononcées qui doivent faire modifier le traitement. Aussi les homœopathes administrent-ils des médicaments qui varient suivant les cas accidentels.

Plusieurs médecins ont donné le *mercure* contre cette affection, croyant qu'il la modifieraient comme le chancre. Ce remède n'ayant pas réussi, ils ont conclu de cette inefficacité que le mal n'était point vénérien ; ils auraient dû simplement constater que le *mercure* n'est pas le spécifique de la *blennorrhagie*, mais qu'il y en a d'autres, car tous les esprits justes s'accordent à reconnaitre la virulence de cette variété de la syphilis. Aussitôt que l'écoulement paraît, il faut recourir à l'homœopathie, qui guérit radicalement cette maladie en peu de temps, sans qu'aucun accident consécutif soit à redouter. On évite, avec son secours, le gonflement des testicules toujours grave dans ses conséquences, les rétrécissements du canal, les ulcérations, qui nécessitent l'emploi des moyens chirurgicaux, rarement curatifs dans ces affections rebelles. Le régime homœopathique permet une alimentation suffisante pour que le malade puisse vaquer à ses affaires. Il n'est nullement douloureux, ni assujettissant, ni même désagréable.

Que mes lecteurs, s'ils veulent éviter les maladies chroniques, repoussent par dessus tout les injections, les cautérisations, les astringents, le copahu et le cubèbe.

Beaucoup de jeunes gens demeurent dans une fausse sécurité et se bornent à un traitement illusoire parce qu'ils se croient affectés d'un simple *échauffement*, dont les conséquences ne peuvent être graves ; je veux faire disparaitre toute confusion possible entre *l'échauffement* sans danger et la *blennorrhagie*, qui exige toujours un traitement méthodique.

L'irritation de l'urètre, et de la verge en général, après des excès multipliés dans le coït avec une femme qui peut être saine, se fera sentir le lendemain même d'une nuit de débauche. Le moyen de constater son peu de gravité consiste : *à se mettre au repos, à prendre plusieurs bains tièdes, à faire usage de lait pour toute nourriture, et à boire de l'eau pure en abondance*. Si la femme n'était pas malade, les symptômes diminueront promptement sous l'influence de ce régime calmant, et disparaîtront complétement ou bout de trois ou quatre jours. Au contraire, si la femme était malade, les douleurs deviendront plus vives, l'écoulement continuera à augmenter, la maladie suivra la marche ordinaire de la *blennorrhagie*. Certaines personnes, qui ne savent rien sur l'homœopathie, hésitent à recourir à nos soins, parce que, terrifiées par les symptômes vénériens, elles n'osent tenter un essai, et confier la guérison d'un mal si grave à nos atômes médicinaux.

Qu'elles réfléchissent donc à l'atôme du virus, qui, en pénétrant chez elles, par absorption, a developpé le mal compliqué qui les effraie. Elles trouveront alors nos remèdes bien plus en harmonie avec la cause première de leurs souffrances, que ces masses de drogues allopathiques propres seulement à altérer la constitution et à développer elles-mêmes de graves maladies, telles que : *inflammations d'estomac, d'intestins, de vessie; rétrécissements du canal, impossibilité d'uriner, impuissance*, etc.

Je pourrais ajouter, afin de fixer l'attention

des incrédules (1), que les doses si faibles de médicaments, administrées par les homœopathes, ont été reconnues indispensables pour guérir sans aucun accident. En effet, si cette exiguité n'était pas absolument nécessaire, on donnerait des doses plus fortes et la nouvelle médecine inspirerait plus de confiance.

DU CHANCRE

Le chancre ou ulcère vénérien, seconde variété de la syphilis, se développe le plus souvent du troisième au huitième jour, après un commerce impur, quelquefois même plus tard. Dans ce cas il est dit *primitif*, le chancre *consécutif* est le résultat d'une récidive après un traitement mal dirigé; nous ne parlerons ici que du *chancre primitif*, afin d'éclairer celui qui contracte cette affection pour la première fois. Ses places les plus communes sont : le frein de la verge, la couronne du gland, le prépuce ou enveloppe du gland et le gland lui-même.

A son début, on aperçoit un petit point rouge

---

(1) Les personnes qui désirent connaître la réfutation de tout ce qu'avancent les ennemis de l'homœopathie, peuvent se procurer chez BAILLIÈRE, rue Hautefeuille, 19 :
L'Homœopathie exposée aux gens du monde,
par le Dr Achille Hoffmann.

surmonté bientôt d'une vésicule transparente, grosse comme un grain de millet, qui se crève, creuse, s'étend, et constitue une petite plaie appelée ulcère, dont l'étendue, la forme et l'aspect varient suivant l'espèce du chancre.

On ne confondra pas ce qui fait l'objet de cette description, avec une érosion ou écorchure que l'on remarque immédiatement après un coït exercé sans précaution, et qui disparait en peu de jours.

Les chancres peuvent être en nombre variable, depuis un jusqu'à quatre ou cinq.

Le *virus chancreux* diffère entièrement du virus *gonorrhéique*, l'un n'exclut pas l'autre; aussi voit-on souvent, sur un même sujet, *gonorrhée* et *chancre*; on peut même encore rencontrer à la fois le *bubon* et les *végétations*, mais ces cas sont fort rares.

Je ferai remarquer que le chancre, comme la blennorrhagie, présente de nombreuses variétés qui exigent le coup d'œil d'un médecin exercé, car il n'est point indifférent d'employer telle ou telle substance homœopathique; et comme il y a beaucoup de remèdes, la guérison dépend du choix parfaitement convenable. Sans cette condition d'absolue nécessité, il n'y a pas de spécifique.

Les médecins allopathes échouent souvent dans le traitement du chancre, parce que cette maladie, qui présente de grandes variétés, ne peut céder dans tous les cas, à un seul et même médicament. C'est comme pour le traitement des *fièvres intermittentes*, les médecins de l'ancienne école ne connaissent que le sulfate de quinine. Sans doute, ce spécifique est précieux, puisqu'il guérit, à faible dose, un grand nombre de fièvres, mais encore faut-il qu'il soit homœopathique, c'est-à-dire en rapport avec les symptômes qui existent chez le malade, autrement, pas de guérison possible, quelle que soit la dose que l'on en donne. Pour les fièvres intermittentes comme pour toutes les autres maladies, les homœopathes ont des remèdes spécifiques; ils emploient aussi le quinquina, mais seulement dans les cas où il se trouve homœopathique, ce qu'ils constatent en relevant les symptômes que présente le malade; alors, la guérison est assurée.

TRAITEMENT DU CHANCRE

Le mauvais traitement du chancre amène souvent le bubon ; ce nouveau symptôme se développe en peu de jours; j'en parlerai dans le chapitre suivant. Nous avons vu ce que l'Académie de médecine pense de la prophylaxie ou traitement abortif du chancre : à ses yeux, cette méthode ne peut conduire qu'à la propagation de la syphilis. Il ne faut jamais consentir à un traitement externe, à l'exception de bains locaux dans l'eau tiède, et de l'application de charpie sèche pour absorber le pus. Toute friction, pommade, cautérisation, est pernicieuse, répercute le virus et détermine l'engorgement des glandes inguinales appelé *bubon* ou poulain.

Les malades qui veulent guérir radicalement, et qui tiennent surtout à avoir des enfants sains et non scrofuleux, doivent s'adresser, dès le but à l'homœopathie, qui détruira le principe du chancre en un mois ou cinq semaines, quelquefois plus tôt. Cette méthode curative, qui ne force point à garder la chambre, permet une alimentation convenable pour entretenir les forces, et ne laisse aucune trace de virus dans l'économie.

DU BUBON

Le *bubon* ou poulain est une tumeur plus ou moins volumineuse, qui se développe dans la région inguinale. Plusieurs auteurs affirment qu'il peut constituer un symptôme d'invasion de la syphilis, moi je ne l'ai jamais vu apparaître seul. Au reste, comme il se développe peu de temps après l'infection, grâce au traitement répercutif de la *blennorrhagie* ou du *chancre*, nous devons le signaler aux jeunes gens comme pouvant les affecter très-souvent.

Quand le virus syphilitique répercuté a fait naître le *bubon*, si le malade consulte promptement un médecin habile et consciencieux, cette affection consécutive peut être encore guérie assez promptement; mais si les répercussifs sont employés de nouveau, la vérole devient essentiellement constitutionnelle.

Le bubon attaque également les deux sexes, cet engorgement glanduleux est fort douloureux ; quand il est à l'état aigu, il force à garder le lit, donne de la fièvre et exige des soins particuliers qu'il est prudent de ne point faire attendre. Souvent, la tumeur fortement enflammée s'ouvre et donne lieu à une longue suppuration, qui entraîne nécessairement des cicatrices fort laides et trop significatives.

Quelques auteurs ont aussi donné le nom de bubons à des tumeurs également vénériennes, qui se développent dans la région sous-maxillaire, le plus souvent à la suite d'un chancre survenu à la lèvre ; quand le chancre attaque le mamelon du sein, c'est dans le creux de l'aisselle, que l'engorgement se manifeste. Souvent encore, le *bubon*, quelle que soit la place qu'il occupe, peut être regardé comme une récidive de syphilis ancienne et mal guérie.

Le bubon récent, quand il n'a pas encore été traité, cède promptement aux remèdes homœopathiques, sans qu'il soit nécessaire d'appliquer des sangsues ni aucun topique ; le traitement est plus long, quand l'engorgement est passé à l'état chronique.

DES VÉGÉTATIONS SYPHILITIQUES ET AUTRES

Les *condylômes* ou *excroissances*, les *verrues*, les *poireaux*, et autres végétations qui se développent sur les parties génitales de l'homme et de la femme, ou sur d'autres parties du corps, exigent un traitement spécial, et cèdent fort rarement au *mercure*. Pour les guérir radicalement, il ne faut employer ni caustique, ni excision, car ces moyens sont insuffisants, et laissent presque toujours reparaître la maladie.

L'homœopathie triomphe aussi de ces symptômes rebelles aux ressources de la médecine ordinaire. Toutes choses égales d'ailleurs, les végétations primitives sont plus faciles à guérir que celles qui sont consécutives, c'est-à-dire qui se reproduisent après avoir été détruites par les ciseaux ou le caustique.

Les verrues ne sont pas toujours syphilytiques, elles constituent un vice à part et demandent par cela même un traitement particulier. L'homœopathie parvient à en détruire le principe et les guérit sans aucune application;

FUNESTES SUITES DE L'EMPLOI DU MERCURE

L'abus que la plupart des médecins font du mercure, développe des symptômes de maladie fort grave qui se rattachent à ce poison, en tête desquels il faut placer la salivation.

Fréquemment le mercure produit des ulcérations très-rebelles, en tout semblables à celles de la syphilis répercutée. Elles dévorent la gorge et le voile du palais ; souvent même, elles attaquent les fosses nasales, détruisent les os du nez et perforent la voûte palatine. Les chancres mercuriels peuvent également ronger le gland et le prépuce.

Voici le plus souvent la cause de tous ces accidents : La plupart des praticiens ignorent que la complication du vice de la gale vient entraver le traitement syphilitique, il suit de là qu'un chancre qui aurait cédé à une petite dose de mercure résiste et n'en reçoit aucune modification, le médecin étonné double, puis triple la dose du poison, d'où résultent les accidents mercuriels ; quond on sait que le vice psorique existe, il faut d'abord l'attaquer, puis s'occuper du chancre.

CONSEILS PARTICULIERS AUX FEMMES

Tout ce que j'ai dit de la *blennorrhagie* des *chancres*, des *bubons*, des *végétations* chez les hommes, présente peu de différence chez les femmes. Cependant, une circonstance assez commune peut les induire en erreur. Beaucoup d'entre elles, même pendant leur virginité, sont affectées de flueurs blanches plus ou moins âcres et irritantes ; il suit de là qu'elles se méprennent souvent sur leur position réelle pendant la *blennorrhagie*. En effet, comme elles éprouvent ordinairement un peu de chaleur et d'ardeur aux parties génitales, elles n'attribuent pas à une maladie nouvelle une irritation un peu plus vive, qu'elles supposent devoir être seulement passagère et sans importance ; aussi laissent-elles souvent le mal s'aggraver parce qu'elles demeurent dans une fausse sécurité.

Celles, au contraire, qui sont dans un état de sécheresse habituelle, se tiennent en garde, si les parties deviennent humides, et ne peuvent se méprendre, quand il se manifeste chez elles un écoulement accompagné de cuisson et d'ardeur en urinant.

Chez la femme le siége de la blennorrhagie est le vagin : l'inflammation se propage à toute la vulve et irrite le méat urinaire, d'ou résulte la douleur dans l'excrétion de l'urine et le fréquent besoin d'uriner.

Les chancres suivent, dans leur développement, la même marche que chez l'homme. Ils occupent, de préférence, la fourchette, puis les grandes et petites lèvres, le clytoris, le vagin et le col de la matrice.

Quant aux bubons et aux végétations vénériennes, ils se présentent chez la femme absolument dans les mêmes conditions que chez l'homme.

La grossesse vient souvent compliquer la position fâcheuse d'une femme qui a contracté la syphilis ; non-seulement cet état ne contre-indique pas un traitement en règle, mais il le rend tout à fait indispensable, afin que le fœtus, purifié par les médicaments que prend la mère, soit débarrassé de tout virus, et vienne au monde parfaitement sain.

De graves erreurs sont commises journellement dans le traitement des maladies des femmes; sans doute il n'est pas impossible qu'une excoriation, un petit point ulcéré par un frottement quelconque, ne se développe spontanément sur le col de la matrice ; mais sur vingt cas traités par la cautérisation, dix-huit au moins ne sont autre chose que des chancres vénériens, communiqués par des hommes qui, se croyant guéris depuis longtemps, sont loin de se douter qu'ils recèlent en eux le *virus sy-*

philitique, et produisent, à la longue, l'infection par l'émission d'un sperme impur dont une partie est absorbée.

Je ne puis omettre, dans ce chapitre, de signaler un abus que je ne veux point qualifier : Il existe des médecins qui, sans aucune espèce de retenue, appliquent quotidiennement le *speculum* à leurs malheureuses malades, et leur font souffrir, sans nécessité et même à leur grand détriment une torture physique et morale. Le *speculum* est indispensable pour reconnaitre l'état des organes, pour faciliter certaines opérations chirurgicales, et l'application de divers topiques ; mais son action froissante et contondante a des dangers réels, et rendrait malade une femme en santé qui se prêterait fréquemment à la distension contre nature exercée par cet instrument trop en faveur aujourd'hui.

Le vice psorique joue aussi un rôle important dans les maladies de matrice ; c'est dire assez combien les *cautérisations* sont pernicieuses, car ce sont elles qui amènent souvent le *cancer*. Aussi, ne saurait-on trop recommander aux femmes de ne s'adresser qu'aux médecins dont la réputation, comme science et moralité, est universellement reconnue, car autrement, on doit craindre de ne point voir arriver à bonne fin un traitement qui offre tant de difficultés.

LIGUE MÉDICALE CONTRE LE PROGRÈS

Un homme consciencieux, doit avoir le courage de révéler tout ce qui peut entraver le progrès en général, mais il deviendrait coupable envers ses semblables, s'il gardait le silence quand il s'agit d'une ligue qui, s'étant emparée, depuis fort longtemps, de la presse parisienne, empêche par ce moyen d'éclairer le public sur les progrès réels de la science de la vie, celle qui intéresse le plus l'humanité.

Cette ligue implacable sortie du sein de l'Académie, commande en maîtresse absolue dans toute la presse médicale, et pas un journal de médecine oserait insérer un article d'homœopathie ; cet acte d'insubordination, et qui semblerait indiquer une tendance au progrès, serait immédiatement suivi de la perte de ses abonnés. Il suit de là que la médecine pratique de l'école n'a fait aucun progrès, grâce à la prohibition homœopathique venant de l'Académie, et que tous ceux qui ne connaissent que cette vieille routine, disent que la science médicale reste toujours au même point, tandis que toutes les autres marchent et se perfectionnent plus ou moins rapidement. Heureusement, cette opinion est complétement erronée, car l'art médical, depuis un demi-siècle, a marché à pas de géant, mais seulement parmi les gens de l'art, amis de l'étude et de l'humanité.

En effet, l'homœopathie a métamorphosé l'art de guérir, qui passait avec raison pour conjectural car depuis l'apparition d'Hahnemann, l'homme le plus laborieux qui ait paru sur le globe, la médecine s'est élevée au rang de science positive ; dans un grand nombre de cas, elle est sûre du succès, peut promettre le plus souvent la guérison, et toujours du soulagement pour tous nos maux.

Aussi, quel profond dégoût n'inspirent pas ces jeunes médecins sans consistance, qui, pour faire parler d'eux, osent insulter à l'illustration médicale de la Saxe, en écrivaillant dans ces petits journaux de médecine, où ils espèrent trouver des ressources que leur refuse leur clientèle !

La ligue contre le Progrès, maîtresse de la presse médicale, était sûre qu'aucun abonné ne lirait dans son journal de médecine aucun article en faveur de l'homœopathie, c'était déjà beaucoup ; mais il était de la plus haute importance que l'opinion publique ne risquât pas d'être éclairée journellement par les disciples d'Hahnemann ; or, voici comment nos prévoyants ennemis s'assurèrent le silence de la presse parisienne : pour satisfaire au désir de chaque journal, qui, mettant son prix au minimum, recherche des rédacteurs à bon marché; ils formèrent autant de comités médicaux qu'il y avait de feuilles, et s'engagèrent, vis-à-vis de chacune d'elles, à écrire gratuitement, tout ce qui concernerait la médecine, à la condition expresse que, pas un seul article ayant rapport à cette science, ne paraîtrait dans le corps du journal sans le conseil de révision; de cette manière, tout ce qui déplait à ces messieurs est intercepté.

Derrière ce rempart inexpugnable, il se croyait en sûreté jusqu'à la fin de ses jours celui qui se regardait comme le roi de la syphilis. — En effet, les attaques des syphiliographes passeraient facilement pour l'œuvre de rivaux envieux, et si quelques médecins *non spécialistes* avaient des idées hostiles, il ne suffit pas de savoir les rendre et d'avoir le courage de les émettre, il faut encore porter un nom qui décide les lecteurs apathiques à accorder quelques instants d'attention.

VÉRITÉS UTILES A CONNAITRE

Le don de savoir écrire est un bienfait du ciel quand celui qui le possède, obéissant aux seules inspirations d'une conscience pure, s'en sert pour éclairer les malades et pour les guider dans les meilleures voies de la médecine.

Mais l'art de transmettre facilement sa pensée par la plume ou par la parole est fatal à l'humanité, s'il vient en aide à un *novateur* qui veut absolument faire prévaloir ses idées pour se maintenir dans la position élevée qu'il s'est créée.

Avant de commencer cette brochure j'ai voulu me mettre bien au courant de toutes les erreurs lancées fatalement par M. Ricord comme étant des vérités parfaitement reconnues et incontestables.

Pour arriver à ce résultat j'ai acheté :

1° *Son traité pratique des maladies vénériennes ;*

2° *Sa clinique Iconographique,* ou recueil de belles planches coloriées représentant ce qu'il y a de plus hideux dans la syphilis dégénérée, non pas abandonnée à la nature ou mal soignée, mais aggravée au-delà de ce qu'on peut imaginer, par les méthodes répercutives pratiquées et enseignées par le médecin en chef de l'hospice des vénériens.

On a pensé que ces tableaux effrayants destinés à éclairer les médecins, pourraient aussi retenir les jeunes gens si exposés aux entraînements de leur âge ; un résultat plus utile pour eux serait de les éloigner des spécialistes en vérole qui mènent à de pareils résultats.

3° Enfin ses *Lettres sur la Syphilis*, adressées à M. le Rédacteur en chef de l'*Union médicale*.

Ces trois ouvrages qu'on a la prétention d'offrir comme renfermant l'exposition complète de la science moderne sur la syphilis, ne sont nullement au niveau de la médecine nouvelle, et les conseils pernicieux qu'ils renferment, appréciés déjà par un grand nombre de médecins, cesseront bientôt d'inspirer la moindre confiance aux élèves qui ne seront plus fascinés par la parole du maître, car, depuis longtemps, il ne règne plus sur l'hôpital de vénériens.

Il était réservé à Hahnemann de débarrasser l'humanité souffrante du système exténuant de Broussais, car les médecins même qui se montrent acharnés contre l'homœopathie ne prescrivent plus maintenant, qu'avec la plus grande réserve, les émissions sanguines dont ils faisaient un abus effrayant.

Ce sera encore ce génie de la médecine qui mettra fin aux empoisonnements par le mercure dont il réduit les doses à des atômes.

C'est lui qui fera cesser toutes ces incertitudes, ces discussions interminables relatives au précieux médicament que beaucoup de médecins défendent de leur mieux, tandis que d'autres l'attaquent avec violence, et lui contestent ses vertus curatives.

Tout le monde saura maintenant que le mercure est réellement le spécifique de la syphilis. Il l'est, comme le prouve la *loi homœopathique* découverte par Hahnemann.

Il développe chez celui qui en fait usage, étant sain, des symptômes semblables à ceux que produit la syphilis, donc il est le spécifique de la syphilis. On ne pourra conserver sur ce point le moindre doute, quand on aura lu dans l'*Homœopathie exposée aux gens du monde* comment Hahnemann a pratiqué sur l'homme sain cette expérimentation d'un grand nombre de substances minérales ou végétales, dont on connait maintenant les propriétés réelles.

Que les médecins avides de progrès profitent de ce que j'écris, non-seulement pour les gens du monde, mais aussi pour eux.

Qu'ils réfléchissent bien aux trois principales causes de leurs revers que je vais leur signaler :

1° Ils donnent des doses beaucoup trop fortes de mercure ;

2° En administrant de nouvelles doses chaque jour ils ne laissent pas se développer l'action curative du médicament, faute très-grave ; il faut attendre l'aggravation homœopathique toujours suivie d'une amélioration, et ne donner une nouvelle dose que quand le mieux semble faiblir ou s'arrêter ;

3° Enfin parce qu'ils ne savent pas que le *vice psorique*, ainsi que je l'ai dit page 27, s'oppose à l'action du mercure si l'on ne tient pas compte de sa présence chez le malade.

J'ai renoncé depuis longtemps à la polémique médicale, l'homœopathie s'est tellement répandue dans toutes les classes de la société, et la confiance qu'on lui accorde fait de tels progrès, que ses succès suffisent maintenant pour lui assurer un brillant avenir ; mais comment ne pas reprendre la plume quand il s'agit d'arracher aux dangers de la syphilis cette jeunesse vivace, l'espoir de la France, destinée naguère à s'étioler sous les répercussions généralement usitées.

Le gouvernement, inquiet de l'abaissement de la population en France a demandé à l'Académie d'où vient la mortalité énorme qui frappe les nouveau-nés et les enfants en bas âge. Cette Société savante a signalé quelques causes qui ont certainement leur importance, mais elle a gardé le silence sur ce qui joue le plus grand rôle dans cette calamité publique : tous ceux qui viennent de me lire la nomment déjà ; cette cause incontestable, c'est la répercussion de la gale et de la syphilis.

Pourquoi nos soldats blessés succombaient-ils tous après une grande opération ? Ce n'était ni le zèle, ni l'habileté de nos chirurgiens qui leur manquait, mais ils avaient tous le sang vicié par les traitements répercussifs, et M. Ricord, dont le dévouement s'est vainement consacré aux victimes d'une lutte inégale, a pu constater par lui-même qu'un grand opérateur ne peut rien sur ceux qui ont subi sa méthode.

RÉFLEXIONS IMPORTANTES SUR LA GALE ET SUR LES DARTRES

On pense généralement que la gale est une affection particulière aux pauvres, et que la classe riche en est exempte. C'est une erreur. Ce vice est fort commun, et répandu sur presque toute la société. On peut le contracter d'un moment à l'autre, en touchant le bouton d'une porte, la rampe d'un escalier, une queue de billard, etc., si un galeux a porté la main sur l'un de ces objets. Cette maladie est fâcheuse par le dégoût qu'elle inspire, mais elle est surtout redoutable à cause de ses terribles conséquences.

La gale connue aussi sous le nom de *psore* ou *vice psorique*, ne se produit pas seulement par une contagion directe ; nous en sommes bien plus souvent infectés par transmission de nos parents, d'une nourrice ou de la vaccine ; il est difficile d'échapper à ce virus directement ou indirectement ; presque tout le monde en est plus ou moins entaché, parce que les médecins ne le guérissent pas mieux que la syphilis, et se bornent à le répercuter, par *des bains, frictions, pommades, onguents, cérats et autres moyens externes*, qui ne débarrassent la peau qu'aux dépens des organes intérieurs, vers lesquels il y a refoulement du principe de la gale.

La psore souvent se combine avec le vice vénérien, et rend la guérison de ce dernier beaucoup plus difficile. Quand elle est répercutée chez un sujet de bonne constitution, menant une vie active et sans soucis, elle peut, comme la syphilis, rester pendant de longues années, à l'état latent ; puis, tout-à-coup, sous l'influence d'une cause débilitante, elle semble se réveiller et donne naissance à un grand nombre de maladies rebelles, telles que : *aliénation mentale, apoplexie, paralysie, toutes les affections des yeux, la surdité, l'asthme, la phthisie pulmonaire, la goutte, le rhumatisme, les scrofules, les maladies des reins, de la vessie, du foie.* Quant elle est compliquée de syphilis par transmission héréditaire, la gale produit : *les dartres, la disposition aux érésypèles, la teigne, et toute espèce d'éruption.* Les affections graves de la *matrice, flueurs blanches, relâchement, abaissement, engorgement, ulcération du col,* en sont souvent aussi les tristes résultats.

C'est à la psore héréditaire, si commune de nos jours, à cause des guerres de l'empire et des deux invasions (1), que sont dues les maladies graves de l'enfance, qui étaient beaucoup plus rares autrefois ; je veux parler *du croup, des angines couenneuses, des convulsions, des fièvres cérébrales, du muguet, du carreau,* et surtout des scrofules que les médecins, pour plaire aux gens du monde, dissimulent sous le nom *d'affections lymphatiques.*

Les dartres ne constituent pas un vice particulier ; elles dépendent souvent de la syphilis, de la gale répercutée, ou de l'un et de l'autre de ces deux virus réunis chez un même sujet.

---

(1) Sous l'empire, presque toute l'armée avait la gale, y compris Napoléon lui-même, chez qui ce virus développa une maladie de foie dont il mourut. La plupart des soldats, de retour dans leurs foyers, s'étant mariés plus tard, eurent des enfants entachés du même principe; par suite des invasions, les femmes des campagnes, qui sont nos nourrices, en furent aussi infectées, ainsi que leurs enfants, etc.

Fréquemment aussi, les dartres sont transmises héréditairement, mais presque toujours, dans ce cas, elles sont les effets des causes sus-indiquées.

L'homœopathie peut seule triompher de ces graves complications, de ces dégénérescences de virus, contre lesquelles les moyens violents, caustiques ou autres, deviennent funestes au bout d'un certain temps.

Beaucoup de médecins qui répercutent la gale, ne veulent point lui attribuer les maladies innombrables dont l'expérience a révélé aux homœopathes la véritable cause. Ils ne manquent point de tourner en ridicule ce que nous affirmons, et aiment mieux admettre *des effets sans causes*, que de renoncer à leur déplorable pratique.

Le bon sens des gens du monde fera justice des traitements répercussifs, dont les dangers viennent d'être signalés.

DES SCROFULES

La syphilis et la gale toujours répercutées ou imparfaitement guéries par les traitements usités chez les médecins ordinaires, ont donné naissance, par leur combinaison et leur dégénérescence, à un ensemble de symptômes morbides très-variés, qu'on a désigné sous le nom de scrofules. Ce vice attaque *la peau, les glandes, les membranes muqueuses et souvent même les os.*

Avant que la syphilis fut si répandue, et que la gale eût atteint toutes les classes de la société par les diverses voies de contagion que j'ai indiquées, les scrofuleux étaient infiniment moins nombreux que de nos jours ; on en rencontrait surtout dans quelques provinces très-pauvres reconnues malsaines, et regardées avec raison comme capables d'aggraver la prédisposition à cette maladie. Sans doute, dans la plupart des villes, un certain nombre d'enfants de la classe indigente, manquant de soins, logés dans des réduits insalubres, et soumis à une alimentation malsaine ou insuffisante, offraient des exemples de scrofules ; mais, chez les gens riches, on en remarquait bien moins que de nos jours. Il est maintenant peu de familles qui ne voient succomber plusieurs de ses membres à cette redoutable affection.

Les maladies de poitrine, dites tuberculeuses, ne reconnaissent pas d'autre origine, et, comme les médecins ne peuvent rien contre les deux virus, causes premières des scrofules, ils sont complétement impuissants contre la phthisie pulmonaire qui en est le résultat. Aussi, quelles sont les cures obtenues par les plus habiles praticiens, même au premier degré de la maladie? Chaque famille éplorée répondra pour moi. Quand les tubercules ramollis ont détruit en grande partie les deux poumons, quand le canal intestinal en suppuration met dans l'impossibilité de rien digérer, quand enfin, la diarrhée et les sueurs nocturnes ont épuisé les forces du malade, l'homœopathie sera quelquefois impuissante ; mais elle offre de grandes ressources au début de cette maladie, à laquelle de nombreuses victimes sont journellement arrachées.

Tout le monde connaît ces hideuses tumeurs résultant de l'engorgement des glandes qui en s'ouvrant laissent des cicatrices difformes. Personne, en les voyant, ne conservera de doute sur la constitution du sujet ; on sait généralement que les enfants nés de tels parents, participent inévitablement au même vice. La médecine vulgaire combat cette maladie par l'*iode* et ses préparations, mais ce traitement entraîne les plus fâcheuses conséquences : *phthisie pulmonaire, gastrite, atrophie des mamelles et des testicules, impuissance,* etc. L'homœopathie offre seule des remèdes efficaces et sans dangers contre les affections des glandes.

Je ne puis passer sous silence les maladies du système osseux. Toutes les déviations de la colonne vertébrale, les courbures et difformités des os, tiennent au vice scrofuleux.

Mais il est un genre d'affection beaucoup plus grave, provenant de la même cause, et qui se montre presque toujours rebelle aux soins les plus éclairés. Je veux parler de la *carie des os, des vastes foyers purulents qui en sont la conséquence, du gonflement froid des articulations connu sous le nom de tumeur blanche.* A tous ces maux redoutables, la chirurgie ne sait opposer que le fer ; mais amputer un membre, est-ce en rendre l'usage au malade ? Est-ce détruire la cause de la maladie, en un mot, peut-on donner le nom de traitement à un procédé barbare, qui dénote clairement l'enfance de l'art. *Hahnemann,* dans ces cas comme partout ailleurs, s'élève bien au-dessus de nos grands maîtres, il indique des moyens vraiment curatifs, car il sait triompher de tous nos maux.

Qu'il est heureux, le médecin homœopathe, pouvant apporter le soulagement et la guérison à de telles misères ! Les allopathes qui persistent à repousser l'homœopathie, se privent volontairement de grandes jouissances. Que d'opérations inutiles, que de mutilations n'ont pas à se reprocher nos grands chirurgiens, pour n'avoir point pris connaissance des ressources que leur offre vainement l'homœopathie. Le reproche de cette négligence est si bien fondé, que jamais un malade ne devrait se décider à subir une opération chirurgicale, avant de s'être assuré de sa nécessité absolue, auprès d'un homœopathe habile.

RÉSUMÉ DES CONSEILS

Chez une personne qui n'a jamais eu de blennorrhagie, tout écoulement survenu du troisième au quinzième jour après le coït, sera regardé comme vénérien, surtout s'il augmente d'intensité, pendant plusieurs jours, avec accompagnement de douleur et cuisson en urinant.

Beaucoup de jeunes gens craintifs deviennent, sans êtres malades, victimes des charlatans, et voici comment : après s'être imprudemment exposés, ils tremblent d'avoir contracté la gonorrhée, et pour s'en assurer, ils se pressent le gland à chaque instant, afin de voir s'ils n'amèneront pas la preuve de la maladie redoutée. Il résulte de cette irritation mécanique, une inflammation du canal de l'urètre et un écoulement qui vient uniquement de cette mauvaise manœuvre, dont ils doivent complétement s'abstenir, en attendant tranquillement leur sort.

Si le sujet actuellement compromis a déjà eu d'autres gonorrhées répercutées, il peut le plus souvent croire à une rédicive; mais, dans les deux cas, il y a infection positive, il est indispensable de recourir à un traitement curatif.

La blennorrhagie, traitée à son début par le copahu, le cubèbe, les astringents, injections, cautérisations, ne pouvant être guérie, celui qui se marie, après l'emploi de ces palliatifs, est très-souvent exposé à rendre sa femme malade et à avoir des enfants malsains.

Avant ces salutaires avis, quand les jeunes gens, sur la foi de leurs médecins, compromettaient ainsi leur avenir, on ne pouvait que les plaindre: aujourd'hui, ils seraient inexcusables.

Le chancre, traité par les moyens externes, entraîne des conséquences aussi funestes, même quand il n'offre plus depuis longtemps aucun symptôme apparent. Dans ce cas, il n'y a plus de traces externes de la maladie, mais le vice est répercuté, et l'absorption, chez la femme, d'une semence nécessairement impure, suffit, au bout d'un certain temps, pour lui vicier le sang. Aussi combien ne voit-on pas de jeunes sujets succomber dans les premiers mois ou dans les premières années de leur vie, à des symptômes rebelles et bizarres dont on ne peut se rendre compte ? C'est la syphilis qui les conduit au tombeau, parce que leur père, s'en rapportant à des médecins aveugles, s'est marié, conservant encore dans le sang le vice vénérien qui avait seulement cessé d'être apparent.

Comme de la déclaration formelle de deux médecins attachés à l'hôpital des vénériens, il résulte : qu'on ne peut être sûr d'être guéri par le *mercure* ou *l'iodure de potassium*, quelque quantité qu'on ait prise de ces médicaments, quelle qu'ait été la durée du traitement, même le plus méthodique ; ordinairement les gens de l'art conviennent volontiers qu'on est encore sous l'influence syphilitique, quand des accidents consécutifs évidents se manifestent, tels que *ulcères de la gorge et du nez*, *engorgement et suppuration des glandes*, *caries des os*, *exostoses*, *douleurs nocturnes dans les os*, etc.; mais il est beaucoup d'autres souffrances tenant au même virus et qui sont souvent méconnues, je veux parler d'un grand nombres de *névralgies*, *d'affection des muscles ou des articulations*, *de douleurs de tête très-variées et rebelles*, *accompagnées de chute des cheveux*, *de carie des dents*, *ainsi que beau-*

coup de maladies de poitrine, d'estomac, d'intestins, de matrice, etc. Le virus vénérien dégénéré peut donner lieu à tous ces symptômes morbides, dont un traitement spécifique peut seul triompher.

Les malades atteints de récidives vénériennes trouveront, dans la nouvelle médecine, des secours très-efficaces; mais s'ils sont actuellement sous l'influence du mercure ou d'autres traitements récents et multipliés, ils feront sagement de suivre un régime doux, et de s'abstenir de tout agent médicinal pendant quinze jours trois semaines, ou même un mois, si leur état ne présente rien d'alarmant; car, après ce laps de temps, les médicaments homœopathiques agiront avec beaucoup plus de certitude, quand l'économie ne sera plus sous l'action immédiate de poisons toujours violents, aux doses où l'ancienne médecine les administre.

Vous tous, jeunes gens, pour lesquels j'élève la voix, à la moindre apparition d'un symptôme syphilitique, songez à l'homœopathie, si vous voulez vous préserver des maladies chroniques, qui empoisonneraient votre avenir, et fuyez les prétendus guérisseurs spécialistes, dont l'impunité n'existe que parce que leurs victimes sont condamnées au silence, par la nature de leur maladie.

FIAT LUX

IL FAUT QUE LA LUMIÈRE APPARAISSE POUR TOUS

Notre spirituel et savant confrère le docteur Perrussel, que j'ai tant regretté à cause de nos amicales relations, s'exprime en ces termes dans une remarquable brochure ayant pour titre :

L'HOMŒOPATHIE

OU

LA MÉDECINE DE L'ANALOGIE

LA VÉRITÉ EN MÉDECINE

On peut affirmer qu'Hippocrate, au milieu des services immenses qu'il a rendus, n'a pas formulé de méthode unique, fondamentale de guérir.

Dans tout ce qu'il a avancé, à propos de traitement, il a agi avec la plus grande réserve, et s'il a prononcé pour certaine raison : *le vomitus vomitu curatur*, le vomissement guérit le vomissement (méthode homœopathique) ; il a, dans d'autres circonstances, également consacré, le *contraria contrariis curantur*, les contraires guérissent (méthode allopathique), c'est-à-dire : le froid par le chaud, le sec par l'humide, le resserré par le relâchant, l'insomnie par le dormitif, etc.

C'est sur cette médecine que se sont édifiés tous les systèmes qui ont régné et qui règnent encore. Les nuances mêmes qui les différencient, ne changent rien à leurs effets, à leur valeur; elles sont toutes dans le faux comme les faits ne le prouvent que trop.

Et la preuve que :

1° La science n'est pas faite dans l'art de guérir ;

2° Que nous avons raison d'en demander l'avènement prochain, immédiat :

C'est le cri de détresse jeté par presque toutes les sommités à ce sujet.

Ecoutez en effet les principales :

C'est d'abord PARACELSE qui s'exprime ainsi :

« Jamais aucune maladie *chaude* n'a été gué-
« rie par des remèdes *froids*, ni jamais une
« maladie *froide* par des remèdes *chauds*,
« c'est-à-dire par les *contraires* ; mais on gué-
« rit souvent par les *semblables* ; » ce qui veut
« dire par l'*homœopathie.* »

« Si l'on vient à peser mûrement le bien
« qu'a produit aux hommes une poignée de
« fils d'Esculape, et le mal qu'une immense
« quantité de docteurs a fait au genre humain,
« depuis l'origine de l'art, on pensera, avec
« raison, qu'il serait plus avantageux qu'il n'y
« eût jamais existé de médecins. » (BOERHAAVE.)

Certes, voilà qui n'est pas flatteur !

« Ce qu'on qualifie d'art médical est bien plu-
« tôt l'art de faire la conversation et de babil-
« ler, que l'art de guérir. » (SYDENHAM.)

De nos jours, on n'a pas été moins sévère et plus satisfait à l'égard de cette prétendue science.

Ainsi Bichat a écrit ces paroles mémorables :

« On dit que la pratique médicale des écoles
« est rebutante, je dis plus : elle n'est pas, sous
« certains rapports, celle d'un homme raison-
« nable, quand on en puise les principes dans
« la plupart de nos matières médicales. » (*Anatomie générale*, consid. gén.)

« Absence complète de doctrine scientifique
« en médecine, absence de principes dans l'ap-
« plication de l'art, empirisme partout. Voilà
« l'état de la médecine. » (MAGENDIE, séance de
« l'Académie du 8 j. 1856.)

« La science n'est pas faite en médecine, elle
« est, pour ainsi dire, tout à édifier. » (Professeur BOUCHARDAT.)

« Que de regrets on éprouve, en voyant tant
« d'études, de veilles, de génie, dépensés pour
« obtenir d'aussi faibles résultats ! que d'er-
« reurs pour quelques vérités ? » (VALLEIX.)

Enfin, pour combler la mesure, en face du néant de cette médecine des écoles et des progrès de l'homœopathie, écoutez cet autre cri d'alarme jeté par le rédacteur de l'*Union médicale*, le 5 février 1853.

« Mes chers confrères, l'homœopathie gagne
« du terrain ; le flot monte, monte à vue d'œil ;
« la voici entrée par notre gracieuse impéra-
« trice dans le palais de César ! où allons-nous,
« où allons-nous » (Amédée LATOUR.)

Sans parler des différences qui constituent une si grande supériorité en faveur de la nouvelle méthode, disons cependant que l'allopathie saigne, verse le sang...

Tandis que l'homœopathie, comme l'Église a horreur du sang, *horresit sanguine*, et au lieu de le répandre, cherche par tous les moyens à l'équilibrer, à l'utiliser en conservant ainsi la vie, les forces du sujet.

Quelle différence entre ces deux méthodes sous le rapport de l'économie à réaliser, des avantages immenses qui résultent de l'absence des pansements, des vésicatoires, emplâtres, cataplasmes, séton, etc., dans un hôpital !

Quelle différence, par la durée des maladies, pour une plus grande réception de malades, ainsi que pour la mortalité !!!

Enfin, pour conclure et terminer par des preuves authentiques à l'appui de ce que nous avançons, ajoutons le relevé statistique qui a été fait par l'administration centrale des hôpitaux en 1859, à propos de l'introduction de l'homœopathie dans un service officiel : introduction contre laquelle avait porté plainte le corps médical, en s'adressant à Son Excellence le Ministre de l'Intérieur, M. Dufaure (d'illustre et honorable mémoire) ; introduction qu'en face des succès obtenus par l'homœopathie, Son Excellence n'a pas voulu condamner, et a autorisé pleinement ; non pas en s'érigeant en juge des doctrines médicales, mais en se posant tout simplement comme administrateur et défenseur du bien des pauvres et des intérêts sacrés des malades. Voici ces preuves statistiques, incontestables, prises seulement au sujet d'une des maladies les plus graves :

« *Pneumonie* (fluxion de poitrine), M. le
« docteur Louis trouve, sur 106 malades, 32
« morts, soit 1 sur 3 ou 4 (en allopathie).

« M. Chomel trouve une mortalité, à qua-
« rante ans, de 1 sur 4 ou 5, dans la même
« maladie et par la même méthode toujours,
« c'est-à-dire l'ancienne.

« M. Grisolle, lui, compte 6 morts sur 44
« malades, soit 1 sur 7 ! traités toujours par
« l'allopathie.

« Enfin M. Tessier constate selon la méde-
« cine homœopathique, 3 morts sur 40, soit 1
« sur 13 ou 14 ! »

L'administration a fait plus encore, elle a publié officiellement la statisque générale de l'hôpital Sainte-Marguerite. Dans cet hôpital, MM. Vallès et Marotte avaient alors 99 lits ; ils y traitaient suivant la méthode ancienne et ordinaire des écoles, celle qui règne encore malgré ses revers et nous tient à l'index !!

M. Tessier avait, dans ce même hôpital, 100 lits et opérait d'après l'homœopathie.

Ici, les deux doctrines sont en présence ; les termes de comparaison sont plus faciles, les faits doivent avoir une signification irréfragable. Eh bien ! les résultats sont hautement en faveur de l'homœopathie. Qu'on en juge :

« Pendant les années 1849-50-51, il y a eu, dans le service de la médecine ordinaire, 411 décès sur 3,724 malades, c'est-à-dire 113 sur 1,000.

« Pendant les mêmes années, il y a eu, dans le service de l'homœopathie, 399 decès sur 4,663 entrants, soit 85 seulement sur 1,000. »

Ces résultats sont officiels.

Donc sur un nombre égal de malades, l'homœopathie assure plus de guérison, et avec le même nombre de lits, plus de malades sont reçus et traités, ce qui prouve que la durée des maladies a été singulièrement abrégée.

En face de pareils faits, nous n'avons plus rien à dire, comme l'a dit Bossuet : « *les choses parlent d'elles-mêmes.* »

Il ne nous reste donc plus qu'à continuer à former des vœux pour que notre médecine soit prise en sérieuse considération et installée comme elle le mérite, dans les écoles et les hôpitaux du gouvernement.

COLLOQUE

FORT CURIEUX

ENTRE M. LE Dr BOUDIN ET LE Dr PERRUSSEL,

DEVANT UNE RÉUNION DE SAVANTS

M. le docteur BOUDIN. — Vous nous avez dit, Monsieur, que l'homœopathie était très-répandue en *Allemagne*, et y avait même des hôpitaux et des enseignements.

« Je suis très-étonné de cela, car, après la « paix de *Villafranca*, ayant employé un mo- « ment de congé à visiter l'*Allemagne*, je n'ai « rencontré nulle part, ni d'hôpital homœo- « pathique, ni même de médecin pratiquant « cette méthode.

« J'ajouterai même, Monsieur, que je suis « si peu en opposition avec cette médecine, « que, si je trouvais un *fait bien démontré*, « une guérison *scientifiquement établie* pour « moi, appartenant à cette thérapeutique, « j'adopterais franchement son drapeau. »

Le docteur PERRUSSEL. — « Je vous avoue- « rai, Monsieur, qu'il me serait bien difficile « de vous convaincre, à propos des hôpitaux

« et enseignements qui existent en Allemagne,
« si vous n'ajoutez pas foi aux documents
« nombreux que nous possédons à ce su-
« jet.

« Des ouvrages importants, des journaux
« mensuels pourraient vous renseigner éga-
« lement et vous satisfaire, mais pour cela,
« il faudrait les consulter. Du reste, Monsieur,
« il ne peut convenir à mon caractère, dans
« cette enceinte, comme dans toute autre,
« d'avancer un fait qui serait une grave im-
« pudence ; pas plus qu'il ne pourrait vous
« appartenir, à vous, Monsieur, de le nier,
« s'il était réellement vrai.

« J'oserai donc affirmer, Messieurs, avec
« toute l'autorité de notre histoire médicale,
« qu'en Allemagne, et notamment à *Vienne*,
« à *Leipzig*, des hôpitaux et des enseigne-
« ments existent. Enfin, faut-il vous appren-
« dre, Messieurs, que la statue de Hahnemann
« a éte érigée, par ordre de l'autorité, sur la
« plus belle place de Leipzig, et que sa méde-
« cine est, dans toute l'Europe, protégée par
« des rois, des souverains, des princes, qui
« l'ont adoptée pour eux-mêmes.

« Je n'insisterai donc pas davantage sur
« cette objection, et passerai à la seconde que
« vous m'avez fait l'honneur de m'adresser,
« Monsieur.

« Vous m'avez dit : qu'il vous suffirait d'un
« seul fait bien *authentique*, bien *scientifi-*

« *quement démontré*, pour vous entraîner à
« passer dans notre camp.

« Vous me pardonnerez de le dire aussi
« franchement, Monsieur, mais ces paroles,
« prononcées par vous, m'étonnent extraor-
« dinairement.

« J'ai l'honneur, en effet, de vous connaître
« depuis longtemps, M. BOUDIN, de nom, du
« moins. Vous vous êtes acquis dans la science,
« dans les rangs de la médecine militaire, une
« position très-honorable, justement méritée,
« dont vous êtes fier. Mais savez-vous bien à
« quoi vous devez réellement cette haute posi-
« tion ? Je crois, moi, le savoir, et vais vous
« le dire.

(MOUVEMENT D'ATTENTION.)

« A une certaine époque, venant d'Afrique,
« où vous n'aviez pas eu à vous féliciter de
« vos traitements dans les fièvres intermit-
« tentes, vous avez, dans un séjour à *Marseille*,
« trouvé par vos diverses relations, *au sein de*
« *l'homœopathie même*, un moyen plus efficace
« que les vôtres.

M. le docteur BOUDIN (vivement). — L'arsenic était connu depuis plus de trois cents ans.

Le docteur PERRUSSEL. — « C'est vous qui
« l'avez nommé, Monsieur. — Oui, l'arsenic
« était connu déjà au temps même de *Para-*
« *celse*, mais de quelle manière? On aura beau
« le nier, c'est *Hahnemann* qui a été le pre-

« mier à l'étudier comme *il le fallait*, et
« c'est lui *seul* qui, par ses expériences sur
« l'*homme sain*, a appelé l'attention sur ses
« propriétés *natives*; propriétés dont *certaines*
« ont une analogie parfaite avec certaines
« fièvres d'accès. Or, ce sont ces mêmes fièvres
« que vous avez guéries avec l'acide *arsénieux*
« dont vous avez eu soin encore de rapprocher
« les doses de celles d'*Hahnemann*.

(Mouvement, sensation!)

« C'est à ce traitement, essentientiellement
« homœopatique, puisé tout entier dans la
« méthode *analogique* que je propose, que
« vous devez vos principaux succès en méde-
« cine, et c'est à ces mêmes succès que vous
« devez la position élevée que vous avez
« acquise.

(Silence, étonnement général.)

« Ainsi, Monsieur, vous ne demandez qu'un
« *fait authentique*, un *seul* qui vous prouve la
« puissance de l'homœopathie, pour l'adopter
« ouvertement. Or, en voici un incontestable,
« prodigieux, et c'est vous qui l'avez produit.

(Sensation.)

« De plus, Monsieur, il y a à Paris au milieu
« des nombreux médecins homœopathes qui
« exercent avec toute l'honorabilité voulue,
« plusieurs confrères des plus distingués que
« vous connaissez spécialement et estimez
comme ils le méritent; or, ces messieurs

« vous donneront, *quand vous le voudrez*, des
« preuves de la vérité médicale à laquelle
« depuis 20 ans, ils ont consacré toute leur
« foi, toute leur conscience d'honnête homme,
« toute leur vie.

(SILENCE COMPLET SUR TOUTE LA LIGNE.)

C'était un brave cœur le docteur Perrussel, il avait le courage d'écrire et de dépenser son argent pour le bien de l'humanité !

IMPUISSANCE

L'homme peut être ou devenir complétement impuissant, c'est-à-dire incapable d'exercer les fonctions de la génération ; ou bien, s'il parvient encore à les remplir médiocrement, il ne jouit pas de la faculté de féconder une femme.

Je ne m'occuperai pas ici des vices de conformation que tout le monde peut constater, et pour lesquels d'ailleurs on me consultera rarement.

L'impossibilité d'entrer en érection peut venir de l'âge avancé, de la masturbation poussée très-loin, des excès dans le coït, soutenus pendant de longues années. Quand on est vieux, on doit se contenter de vivre de souvenirs, et regarder les rapports sexuels comme bons seulement à accélérer la fin. Les deux autres causes d'impuissance, une fois connues, il est facile de les éviter, et à l'aide d'un régime fortifiant, secondé par d'agréables distractions d'un autre genre, on verra souvent les forces génitales se relever.

Quand il ne survient pas d'enfants dans un ménage au bout de quelques années, le mari est toujours disposé à mettre cette privation sur le compte de sa femme ; sans doute le sexe qui nous procure toutes nos jouissances, nos plaisirs vrais, notre seul bonheur, est d'une nature si délicate, si impressionnable, et souvent si peu ménagée qu'il offre réellement plus de cas de stérilité qu'on ne rencontre dans le nôtre de cas d'impuissance ; mais ces messieurs aiment en général à se faire illusion, et il y a un grand nombre d'entre eux qui ont notablement faibli avant le temps fixé par la nature ; de plus, le besoin de la reproduction est loin de se faire sentir au même degré chez tous les individus ; il est même des personnes qui ne l'éprouvent jamais, quoique leurs organes génitaux paraissent régulièrement conformés.

L'État peut-il compter beaucoup sur de pareilles constitutions pour repeupler la France?

Le premier, je vais traiter d'un cas assez fréquent d'impuissance dont les auteurs ne parlent pas. Il est reconnu qu'une très-longue continence dispose à l'atrophie des testicules ; mais, ce qui amène fréquemment ce triste résultat, c'est une contention d'esprit longtemps prolongée, un travail intellectuel sans intermission, stimulant fortement les lobes antérieurs du cerveau et frappant d'inertie le cervelet chargé de vivifier les organes de la génération. Un violent chagrin produit aussi cet affaiblissement.

La verge elle-même, participant à cet allanguissement, se modifie de plusieurs manières : sa chaleur habituelle baisse, elle devient froide, de plus, en procurant une sensation toute particulière qui est suivie d'un raccourcissement des deux tiers, et même des trois quarts de sa longueur ordinaire, elle persiste dans cet état de véritable rétraction, gênant même pour l'émission de l'urine. Le membre viril, ne peut alors, sous n'importe quelle excitation, arriver à l'érection.

J'avais rencontré plusieurs fois dans ma pratique l'ensemble de phénomènes que je viens de décrire, mais comme je ne savais quel traitement y appliquer, je n'avais pas voulu m'exposer à un revers.

Depuis que j'ai étudié et compris cette maladie peu commode à guérir, je l'ai entreprise deux fois avec un plein succès.

Il va sans dire que dans le traitement de l'impuissance, il faut, avant tout débarrasser l'économie des divers virus qu'elle peut recéler.

LA STÉRILITÉ

Dire avec toute la franchise d'un homme dont la parole fait foi : que la stérilité offre beaucoup plus de chances de guérison qu'on ne le pense généralement, c'est rendre heureuses bien des femmes qui n'avaient plus même le moindre espoir de devenir mères.

Sans doute cette question si difficile aura toujours quelques points obscurs pour l'œil le plus pénétrant, mais quand on aura retranché des causes de la stérilité, les *divers virus* dont on fait justice, les *déplacements de matrice*, les *affections des ovaires* auxquels l'homœopathie remédie ; quand l'*obésité* même cède assez facilement à un traitement bien combiné, quand de plus les inspirations d'un bon observateur font disparaître des *riens* qui suffisent souvent pour empêcher la fécondation, pourquoi ne pas espérer ?

J'affirme, en finissant, qu'une cause fréquente de stérilité c'est la douleur que beaucoup de femmes ressentent pendant le coït. Il est facile d'y remédier, et cet immense service est apprécié à sa juste valeur.

SQUIRRHE DE MATRICE, ENGORGEMENTS DES OVAIRES, ULCÉRATIONS, CANCER

J'ai traité par l'homœopathie plusieurs squirrhes très-volumineux ; l'un d'eux, qui était devenu douloureux, empêchait la malade de marcher et de se tenir debout sans le secours d'un support pour le ventre. Le traitement a fait disparaître toute douleur et le volume du squirrhe a diminué d'un tiers. Au-delà de cette amélioration, je n'ai plus rien obtenu. Dans tous les autres cas, la tumeur a aussi cessé de croître et a notablement perdu du volume déjà acquis.

Plusieurs engorgements des ovaires ont cédé complétement aux globules d'*Hanhemann.* J'ai rencontré, entre autres, un cas fort grave : il s'agissait d'une personne abandonnée par plusieurs célébrités chirurgicales qui regardaient toute opération comme impraticable ; la tumeur de l'ovaire du côté droit faisait à l'œil une saillie comme la moitié du poing ; elle a entièrement disparu et la malade a recouvré une santé parfaite, qui se maintient depuis 5 ans.

Les ulcérations du col de l'utérus qui ne sont pas déterminées et entretenues par le déplacement ou renversement de cet organe, sont le produit d'un virus qu'il faut détruire par un traitement interne ; les cautérisations et les injections répercussives qui sont toujours nuisibles, deviennent fort dangereuses dans cette circonstance.

L'ulcère rongeant et le cancer tiennent essentiellement à un vice du sang, ce n'est qu'en le combattant par des médicaments spécifiques qu'on peut espérer une guérison, sans cela impossible.

AFFECTIONS DES SEINS, GLANDES, CANCER

Souvent, à la suite d'un coup, d'une violence extérieure, un point inflammatoire, suivi bientôt d'un abcès, se développe dans l'épaisseur du sein. Si un homœopathe habile est appelé dans les premières heures, il est sûr de prévenir les suites fâcheuses, et si, consulté trop tard, la suppuration existe déjà, il accélère de beaucoup le moment où l'abcès doit s'ouvrir de *lui-même ;* puis, il termine en peu de jours la résolution complète de cette glande. C'est de cette manière que nous évitons à nos malades les engorgements qui passent à l'état chronique, et deviennent plus tard la cause d'accidents successifs, qui, par suite d'une mauvaise médication, conduisent au cancer.

Que les personnes affectées d'engorgements plus ou moins volumineux et douloureux ne consentent jamais à un traitement par la compression, car rien n'est plus pernicieux ; qu'elles n'oublient pas que leur maladie, trop souvent regardée comme chirurgicale, est au contraire *uniquement* de notre ressort ; car, le fer du chirurgien ne détruit pas la cause première qui n'est autre chose qu'un *vice du sang*. Combien ne voit-on pas de malheureuses femmes se soumettre courageusement à de cruelles opérations qu'il faut répéter jusqu'à ce que mort s'en suive, les mêmes accidents se reproduisant sans cesse, parce qu'on s'en prend à des effets, au lieu d'attaquer la cause réelle du mal.

Exceptionnellement, je conseille l'opération du cancer quand la tumeur énorme a conservé de la *mobilité*. Dans ce cas, il faut qu'un médecin homœopathe surveille l'opérée pour combattre les suites toujours graves de cette opération, et qu'il continue ses soins pendant longtemps pour détruire les virus qui ont causé la maladie, et ne manqueraient pas de la reproduire.

MALADIES DES YEUX

Confier sa vue à l'allopathie, c'est mettre à une loterie où l'on gagne bien rarement.

Il n'est point d'affection sur laquelle le charlatanisme médical s'exerce avec plus d'impudence et d'impunité. Des centaines de malheureux sont journellement privés de la vue par l'ignorance des *oculistes*, et plus ces messieurs ont la vogue, moins ils se donnent de peine pour sortir de la déplorable ornière où ils pataugent au grand détriment de la santé et de la bourse des malades.

Il est à Paris, dans cette spécialité, des réputations énormes, basées on ne sait absolument sur quoi. Tel *oculiste* est en tête de ceux qui traitent les yeux ; il y est, parce qu'il y est. Mais d'où vient cette célébrité dont personne ne peut se rendre compte et qui doit l'étonner autant que n'importe qui ? A-t-il un spécifique précieux pour tel ou tel genre d'affection rebelle ? Il n'en est rien : son traitement, on le croirait coulé dans un moule ; il est pour tous les cas toujours le même : *saignées, sangsues, ventouses, vésicatoires, sétons, purgatifs, frictions avec l'onguent mercuriel* ou *l'extrait de belladone*. Cependant il n'y a pas d'effet sans cause ; le simple bon sens doit le faire supposer ; mais un *oculiste* ne va pas chercher si loin : il y a de l'irritation et de l'inflammation, donc il faut saigner à blanc ; puis, l'inévitable appareil de supplice et d'empoisonnement indiqué ci-dessus. C'est pitié, qu'au dix-neuvième siècle, ces turpitudes médicales aient encore un libre cours ! Bien plus, elles sont la source de réputations colossales, et par suite d'immenses fortunes.

En vérité, si l'on excepte de l'art de l'*oculiste* trois ou quatre cas dans lesquels, par une opération bien faite ils rendent de véritables services, il serait beaucoup plus avantageux, pour les malades, de s'en rapporter à la nature que de laisser détruire leur constitution par des traitements trop souvent homicides.

L'homœopathie a des succès prodigieux dans toutes les maladies des yeux ; sa marche est d'une rapidité qui étonne : il n'est pour ainsi dire pas de cas grave qui ne puisse être guéri ou au moins bien soulagé par la nouvelle médecine, qui, loin de débiliter la constitution, l'améliore d'une manière notable. Cependant, nous ne pouvons absolument rien dans les cas de cécité par suite de cautérisation avec le nitrate d'argent.

Les avantages du traitement que nous proposons sont précieux pour tous les malades, mais ils sont encore plus saillants quand il s'agit de jeunes enfants de constitution lymphatique, si disposés à tourner aux scrofules sous l'influence de la médication ordinaire, qui, indépendamment de ses procédés affaiblissants, présente les plus grandes difficultés dans son application, à cause des douleurs qu'elle procure.

Beaucoup de personnes très-actives ne pouvant se passer d'exercice, sont cependant consignées des mois entiers dans leur chambre. D'autres aussi sont forcées de renoncer indéfiniment à leurs affaires, parce que leur oculiste leur interdit absolument le jour et une lumière tant soit peu vive.

Grâce à la lunette Helioscote que l'on trouve chez Prevost, opticien, rue de Caumartin, 21, je permets à mes clients de braver le soleil, même pendant l'ophthalmie.

Mais, docteur entreprenant, à ce panégyrique d'un nouveau genre, faut-il considérer les oculistes comme enterrés ? il y a bien des yeux malades sur le globe, et quelle que soit votre activité, vous avez peu d'heures à leur consacrer ; ceux qui vous auront lu sauront à quoi s'en tenir, mais ceux qui ne connaîtront pas votre brochure continueront à avoir confiance en celui qui se laisse appeler le roi des oculistes et en tant d'autres *istius generis*....

Je respecte trop le droit acquis et surtout *le droit au travail*, pour me mettre en hostilité permanente avec MM. les Oculistes. Seulement voici le but que je me suis proposé : forcer, par décence, à se cacher dans leur château ceux que j'ai mis à nu sans pitié ; il faut que ces imperturbables célébrités gorgées d'or depuis longtemps mais toujours insatiables, apprennent, par mon intermédiaire, qu'il existe en France un grand nombre de jeunes médecins fort instruits, avides de progrès, et qui n'ont pas renoncé à sortir de la gêne, maintenant qu'ils savent le moyen de se faire remarquer par de belles cures auxquelles on ne peut prétendre sans détruire les virus.

DES HONORAIRES DE MÉDECINS

L'usage de se faire payer chaque consultation de cabinet existe de tout temps chez les notabilités médicales.

D'où vient ce non-sens de ne pas suivre la même marche quand il s'agit de visites à domicile? Cependant, elle est essentiellement rationnelle et depuis longtemps mise en vigueur chez les Anglais et les Américains, qui, en France, comme dans leurs pays ne laissent jamais sortir un médecin sans lui remettre le prix de sa visite.

Je pense que mes confrères auxquels il m'est arrivé quelquefois de donner de bons conseils, me sauront gré d'avoir établi le premier cette utile innovation qui mettra fin à des abus.

HEURES DES CONSULTATIONS

DU

Docteur Achille HOFFMANN

TOUS LES JOURS :

1° Le matin de 8 à 10 heures.
2° L'après-midi de 1 heure à 3 heures.

Le matin, *seulement de 8 à 10 h. les Dimanches et Fêtes.*

10, rue Lécluse (Batignolles)

RÉGIME HOMŒOPATHIQUE

On a exagéré les difficultés du régime pour détourner certains malades de mon traitement.

Sans doute, on ne peut vivre, pendant qu'on se soigne, comme si l'on était en parfaite santé : il y a quelques privations à s'imposer ; mais, en réalité, c'est fort peu de chose, comme on le verra dans la feuille que chaque malade reçoit en commençant son traitement.

Le priseur et le fumeur y trouvent des concessions auxquelles, une habitude invétérée donne en quelque sorte droit, pourvu qu'on y mette de la modération, et qu'on suive les conseils qui atténuent la fâcheuse influence du tabac.

Dailleurs, quand on a subi les rudes épreuves de divers traitements allopatiques, on est si heureux de sentir une prompte amélioration entre mes mains, que, bien peu de malades songent qu'ils sont tenus à un régime tant soit peu assujettissant.

Paris. — Imp. BADOUREAU, PONSOT et Cie Srs, 17, rue Bouchardon.

OUVRAGES

DU

Docteur Achille HOFFMANN

DE PARIS

L'homœopathie exposée aux gens du monde. 1 25

Conseils nouveaux aux jeunes femmes...... 1 »

Guérison de la Phthisie.................. » 50

Traitement préservatif et curatif du choléra. » 25

Chez **BAILLIÈRE et FILS**, Libraires

19, rue Hautefeuille, à PARIS.

PARIS. — IMP. BADOUREAU. PONSOT ET Cie, Srs,
17, RUE BOUCHARDON

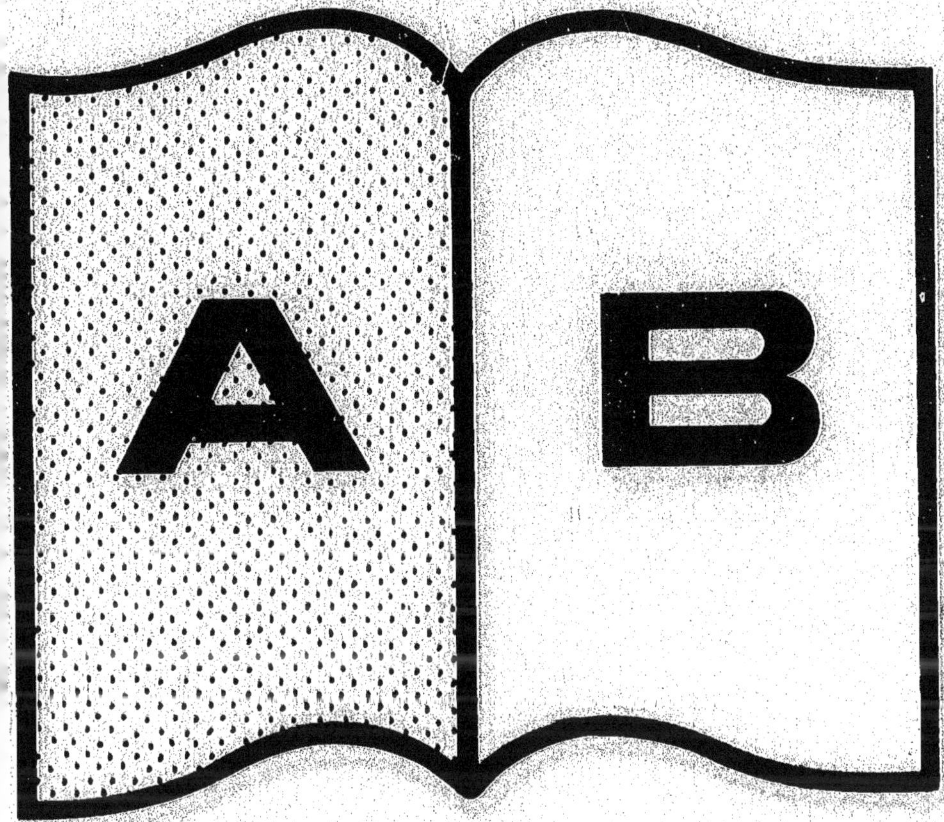

Contraste insuffisant

NF Z 43-120-14

www.ingramcontent.com/pod-product-compliance
Ingram Content Group UK Ltd.
Pitfield, Milton Keynes, MK11 3LW, UK
UKHW031937260826
14628UKWH00004B/1697

9 782013 565677